à Monsieur Pasteur

FERMENTS THÉRAPEUTIQUES

PAR

Le Dr DE BACKER

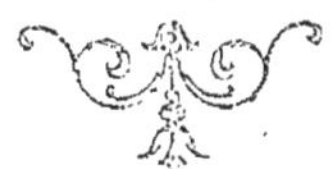

PARIS
ANCIENNE MAISON DELAHAYE
L. BATTAILLE ET Cie, ÉDITEURS
PLACE DE L'ÉCOLE-DE-MÉDECINE

1894

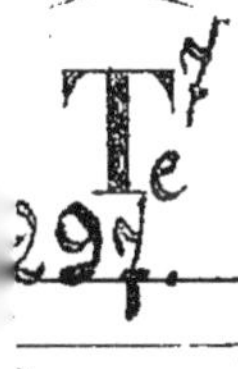

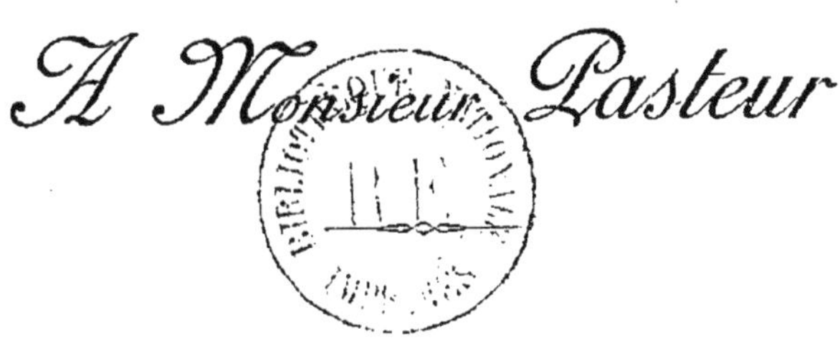

Mon cher Maitre,

Un de vos grands admirateurs, le professeur Panas, dans une conversation familière où je lui racontais mes derniers travaux, disait : « L'œuvre pastorienne est une mine « inépuisable où tout pionnier doit trouver son « filon. » — Je suis un humble pionnier : je crois avoir trouvé un filon.

Dès 1882, j'avais écrit à M. Jules Simon, de l'Hôpital des Enfants malades, que dans une épidémie où tout remède échouait, les ferments m'avaient donné de bons résultats.

M. Metchnikoff a décrit plus tard le phagocytisme des leucocytes — ferments du dedans ; — je viens définir aujourd'hui le phagocytisme des levures — ferments du dehors.

J'ai l'espoir que l'organisme vivant, armé de ces deux forces, dont la dernière peut être un immense renfort pour la première en détresse, pourra lutter victorieusement contre l'ennemi parasitaire que vous avez démontré toujours venir du dehors

Je vous offre, cher Maître, ce résumé de mon travail comme un fils respectueux présente à son père un petit bouquet de fleurs cueillies sur une terre que la main paternelle a labourée.

DOCTEUR DE BACKER

PARIS, 25 Novembre 1893.

MÉTHODE MYCODERMIQUE

La *Méthode mycodermique* est une nouvelle méthode de traitement des maladies microbiennes, basée sur la découverte de certaines propriétés des ferments figurés et en particulier des levures.

Quelles sont ces propriétés ?

1° *Après avoir fait les recherches les plus minutieuses, dans toute la bibliographie médico-chimique, je crois être le premier qui ait vu que la cellule de levure peut* englober *les microbes en général et le bacille tuberculeux en particulier ;* 2° *je crois avoir été le premier qui ait démontré qu'une levure additionnée de ses matériaux de nutrition continue à évoluer sous la peau ; 3° j'ai fait voir enfin que les ferments pénètrent, vivent dans le sang et transforment les humeurs.*

Le résultat de cette fermentation interne, c'est la formation dans les tissus de plusieurs aliments dits d'épargne ou anti-déperditeurs tels que l'alcool, l'acide carbonique, l'acide succinique, la glycérine, etc. Ceci à l'*état naissant*, c'est-à-dire dans des conditions où leur énergie et leur activité sont supérieures à celles des mêmes substances une fois formées.

HISTORIQUE

En 1882, j'adressais à M. Jules Simon, médecin des *Enfants malades*, une lettre dans laquelle je déclarais avoir obtenu de bons résultats d'une médication basée sur la levure de bière. Cette médication est très répandue aujourd'hui dans le nord de la France, où j'exerçais alors la médecine.

A cette époque, je croyais déjà que la plupart des maladies infectieuses ne sont que des fermentations morbides, et je substituais simplement, dans mon esprit, une fermentation à une autre.

Quand M. Metchnikoff, l'un des plus illustres professeurs de l'Institut Pasteur fit voir comment la nature arrive à triompher des microbes offensifs qui envahissent les animaux, il décrivit sous le nom de PHAGOCYTES une infinité de cellules de l'organisme (leucocytes ou globules blancs) qui avaient la propriété d'englober, de digérer et de faire disparaître les microbes.

Je pensai que les cellules de levure avaient des propriétés analogues et je commençai la série de recherches qui devaient me conduire à la *Méthode mycodermique* et aux produits désignés par mes confrères et mes collaborateurs sous le nom générique de *Backérines*. Je choisis pour diriger mes travaux de laboratoire un jeune chimiste distingué, déjà connu par un grand nombre de mémoires sur la chimie organique. M. Bruhat avait eu lui-même l'occasion d'observer des batonnets acétiques englobés dans des cellules de levures de vin de figues (Saccharomyces Pastorii.) Il comprit immédiatement toute l'importance des recherches qui lui étaient proposées et les deux expérimentateurs furent bientôt récompensés par des découvertes réelles dont, ainsi que nous l'avons dit plus haut, aucune trace ne se retrouve dans toute la bibliographie médicale antérieure.

Je ne ferai qu'indiquer ici les observations faites avec mon principal collaborateur, réservant à l'avenir de montrer les résultats thérapeutiques incontestables que j'obtiens par cette méthode.

Le but principal de cet opuscule est de signaler les faits et une *orientation nouvelle pour la médecine moderne*.

Observation I. — Quand on place une culture microbienne, en présence d'une levure additionnée des matériaux de nutrition, au bout d'un temps variable entre une heure et trois heures, il se fait un englobement de la part des cellules de levures — les microbes, bacilles ou microcoques (suivant la forme) entrent dans les cellules par un mouvement en vrille.

Il est facile de suivre ces mouvements sous l'objectif du microscope, à un grossissement de 1,200 diamètres.

MM. de Backer et Bruhat tiennent de ces préparations à la disposition des médecins. En voici la reproduction fidèle.

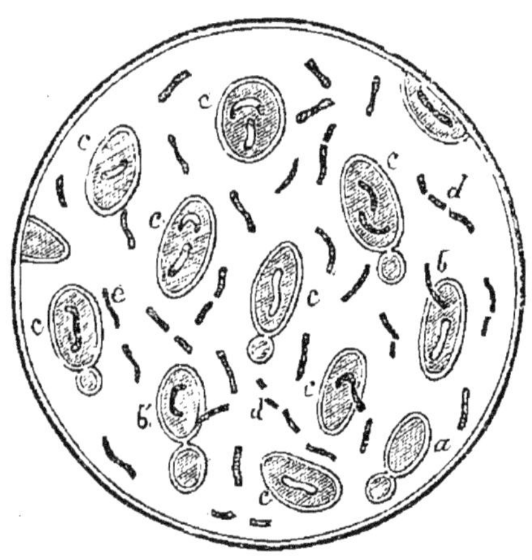

Fig. I. — SACCHAROMYCES CEREVISIÆ ET BACTÉRIES (*B. Termo*)
(*avant la fermentation*)

a. — Cellule sans bâtonnet englobé.
b. — Cellule à bâtonnet englobé et dans laquelle pénètre une deuxième bacterie.
b'. — Autre cellule déjà parasitée et où commence à pénétrer une autre bactérie.
c. — Cellules à microbes englobés. On remarquera que celle à droite et en haut du dessin, en voie de bourgeonnement, est en libre communication avec le bourgeon.
d. — Microbes libres se reproduisant par scissiparité.
e. — Microbes libres et mobiles.

Observation II. — Pendant l'englobement et alors qu'il est encore incomplet, on voit souvent les bâtonnets se gonfler ou plutôt se renfler en massue à leur extrémité libre, comme s'ils cherchaient à faire refluer toute leur masse protoplasmique, pour s'échapper de la cellule qui retient prisonnière une partie de leur corps.

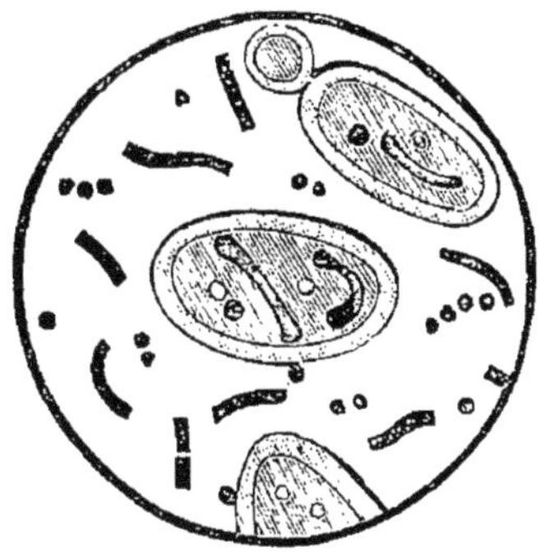

Fig. II. — Schéma du renflement en massue de batonnets englobés.

Le schéma ci-dessus donne bien l'idée du phénomène observé : il représente les cellules à un grossissement exagéré pour la démonstration.

Observation III. — Une fois l'englobement opéré, les expérimentateurs n'ont *jamais* vu un microbe sortir de la cellule à membrane enveloppante continue telle que les Saccharomyces cerevisiæ ou Pastorii.

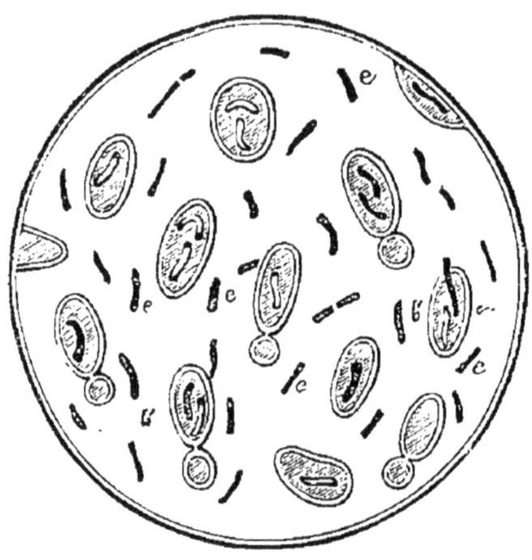

Fig. III. — Saccharomyces Cerevisiæ et Bacterium Termo.

(Même préparation que la précédente, mais la fermentation est commencée).

b. — Cellule où le bâtonnet a presque entièrement achevé sa pénétration.

b'. — Le bâtonnet qui commençait à s'y introduire s'est dégagé.

c. — Microbes libres maintenant immobiles.

Observation IV. — Les microbes (bâtonnets ou coques) englobés subissent l'action de la diastase contenue dans les cellules et meurent : la preuve de la mort est donnée par l'impossibilité où se trouvent les microbes de prendre les colorants histo-chimiques dont ils sont friands pendant leur vie ; une deuxième preuve se manifeste par la perte de leur mobilité.

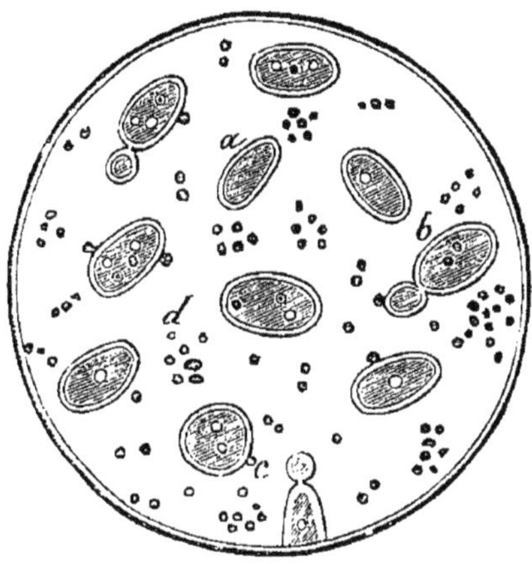

Fig. IV.—SACCHAROMYCES CEREVISIÆ ET STAPHYLOCOCCUS AUREUS

a. — Cellule de levure sans microbe englobé.
b. — Cellules de levure contenant des staphylocoques à l'intérieur.
c. — Staphylocoques extérieurs à la cellule et accolés à la paroi.
d. — Staphylocoques libres.

OBSERVATION V. — L'englobement des microbes n'empêche aucunement le bourgeonnement des cellules de levure ; la fermentation continue.

OBSERVATION VI. — On peut injecter *impunément* à des animaux dont le poids varie entre 400 et 1,000 grammes : 5, 8, 10 et jusqu'à 18 et 20 grammes de *Backérine*.

On sait que la *Backérine* est un liquide composé de mycodermes *sélectionnés et purs*, de matières sucrées, d'eau distillée et d'une légère quantité de glycérine neutre. Elle est neutre, un peu fade et se conserve indéfiniment sous pression.

Jamais, même lorsque le liquide avait été injecté directement dans le péritoine ou en plein foie ou poumon, les expérimentateurs n'ont observé d'accident, quel que fut d'ailleurs le très jeune âge des animaux (de 8 à 20 jours).

Observation VII. — Le liquide dit Backérine, se diffuse très bien dans l'économie : lorsqu'il sort du

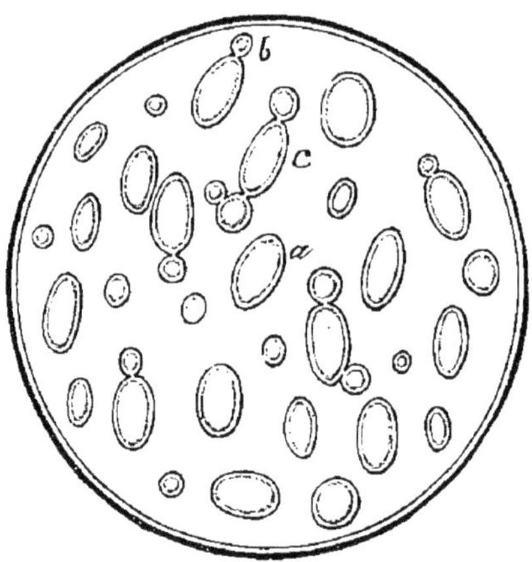

Fig. V. — Saccharomyces Cerevisiæ *pur*, de la Backérine.

a. — Cellule de levure jeune, à forme ovoïde de Conidie, forme ordinaire de la fermention anaérobie.
b. — Bourgeons attachés à la cellule mère. Toutes celles de la figure communiquent encore avec elle.
c. — Bourgeons restant accolés à la cellule mère et se reproduisant eux-mêmes par bourgeonnement. (Indice de fermentation rapide).

récipient, les cellules mycodermiques sont rondes ou ovoïdes, ainsi que le montre la fig. V.

2° La figure VI fait mieux voir encore le mode de reproduction des levures.

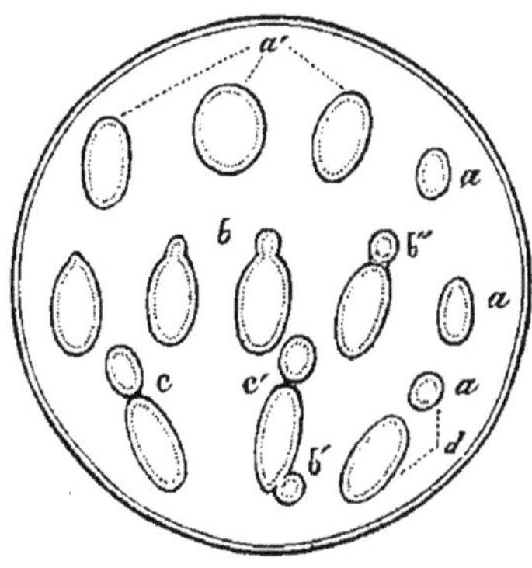

Fig. VI.

a. — Jeunes cellules de levure. L'une d'elles vient de se détacher de la cellule mère *d*.

a'. — Cellules adultes.

b. — Premier stade du bourgeonnement. Il se forme en un point de la cellule (quelquefois sur plusieurs) une légère saillie qui augmente, se rétrécit à la base, mais il n'y a encore qu'un seul protoplasma.

b'. — On voit se former deux protaplasmas distincts, mais il n'existe pas encore de membrane visible entre les matières protoplasmiques.

b''. — On voit apparaître une double ligne, très légère, de séparation entre la cellule mère et la cellule embryonnaire.

c. et *c'*. — La séparation des deux cellules est accomplie mais elles restent encore accolées l'une à l'autre.

d. — Le bourgeon se détache de la cellule mère pour devenir une jeune cellule indépendante.

3° Dans le tissu cellulaire, sous la peau, la fermentation continue, mais la multiplication se fait non plus uniquement par bourgeonnement, mais souvent aussi par spores endogènes.

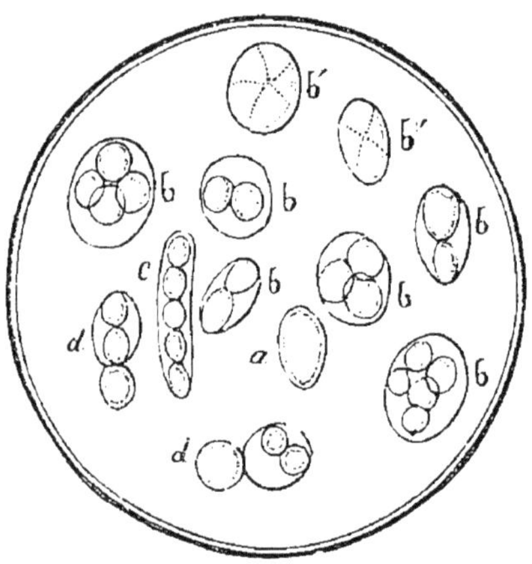

Fig. VII. — SACCHAROMYCES CEREVISIÆ A SPORES ENDOGÈNES. (Forme *Ascomycète*).

a. — Cellule à forme ordinaire de Conidie.
b. — Cellules à forme Ascomycète, à spores endogènes.
b'. — Les mêmes où les Ascopores sont à l'état naissant.
c. — Cellule ascomycète à forme allongée.
d. — Forme mixte de transition où la cellule se reproduit à la fois par bourgeons et par spores.

4° Quand on recherche les mycodermes dans la veine pulmonaire ou les artères on retrouve ces mycodermes ayant pris la forme d'hyphomycète ou filamenteuse que M. Pasteur a décrite dans le *Voile* et qui indique une fermentation en présence d'oxygène libre *(fermentation aérobie)*.

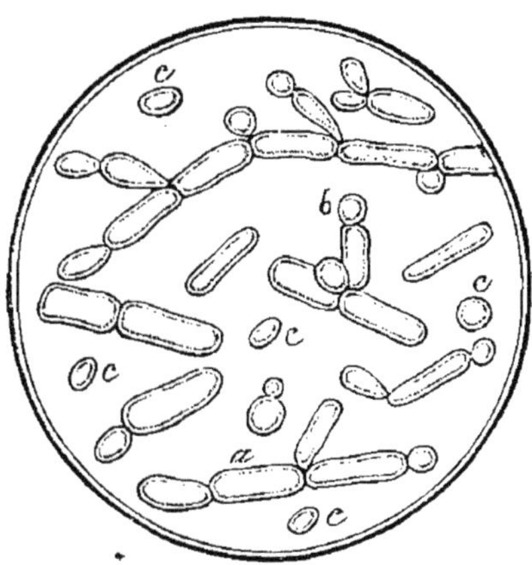

Fig. VIII. — SACCHAROMYCES CEREVISIÆ, forme HYPHOMYCÈTE.

a. — Rameau filamenteux ramifié.
b. — Bourgeons caducs à forme de Conidie.
c. — Conidies libres.

Ces observations prouvent que les mycodermes continuent à vivre dans le corps humain et à y évoluer d'une façon normale.

OBSERVATION VII. — Quand on injecte de la *Backérine* pure à un animal quelconque dans une partie du corps, on peut retrouver des mycodermes dans la goutte de sang prise à l'autre extrémité. La figure IX montre une goutte de sang prise dans l'oreille d'un lapin, quarante-huit heures après une injection dans la cuisse.

La dissémination est donc complète.

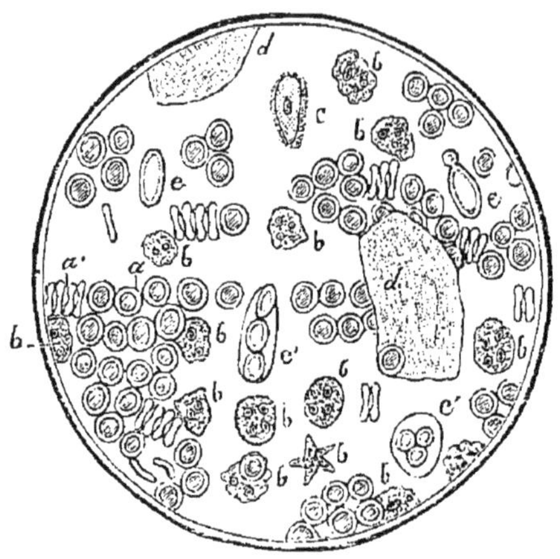

Fig. IX. — SACCHAROMYCES CEREVISIÆ *du sang d'un animal inoculé avec la* BACKÉRINE.

a. — Globules rouges vus de face.
a'. — Globules rouges vus de profil.
b. — Globules blancs (leucocytes) polynucléaires.
c. — Leucocyte mononucléaire (macrophage).
d. — Cellules épithéliales.
e. — Cellules de levures à forme de conidie.
e'. — Cellules de levures à forme d'ascomycètes.

OBSERVATION VIII. — La fermentation continue dans le sang, *aussi longtemps qu'il s'y trouve des matières glycogènes fermentescibles.*

OBSERVATION IX. — MM. de Backer et Bruhat, pour démontrer la production d'alcool dans l'intimité des tissus ont imaginé un appareil spécial. Celui-ci se compose d'une cloche fermée où l'on place un

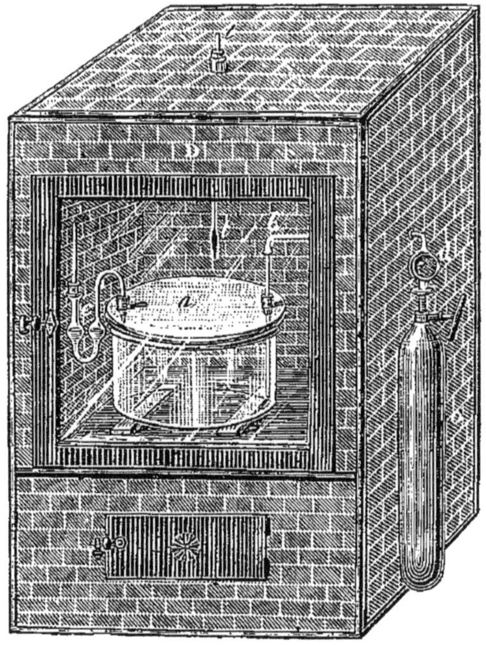

Fig. X. — Appareil servant a constater la formation d'alcool dans l'organisme après injection de Backérine

a. — Grand cristallisoir en verre à bords rodés, recouvert d'une épaisse lame de verre rodée, percée de deux trous. L'animal sujet est introduit et maintenu 8 à 10 heures dans cet appareil.

b. — Tube en verre faisant communiquer le canon *O* et l'intérieur du cristallisoir et plongeant jusqu'en bas de ce dernier.

c. — Tube en *U* à boules contenant la solution sulfurique d'acide chromique par où s'échappe, en barbottant dans le réactif, l'air amené par le tube *B* et entraînant les produits de la respiration de l'animal dans le cristallisoir.

c. — Canon en fonte contenant de l'air sous pression et muni d'un détendeur en cuivre *D*, relié au tube *B*. Une clef permet de régler l'écoulement de l'air dont la vitesse est mesurée par le barbottement à travers le réactif dans le tube *C*.

d. — Étuve maintenue à 37° et dont la température est vérifiée au moyen du thermomètre *T*.

animal et dans laquelle circule un courant d'air très lent qui se dégage en passant dans un tube à boule renfermant une solution de bichromate de potasse dans l'acide sulfurique. Lorsque l'animal mis en expérience n'a pas reçu l'injection de la *Backérine,* le liquide ne change pas de couleur. Au contraire, il prend une teinte jaune-verdâtre, après six ou huit heures, quand l'animal a été injecté.

OBSERVATION X. — Il était indispensable que les mycodermes fussent soustraits à l'air atmosphérique si souvent chargé de microbes, ceux-ci pouvant être nuisibles et pouvant PARASITER les mycodermes aussi bien que les microbes pathogènes que les mycodermes ont pour mission de poursuivre et d'englober dans l'économie malade, il eut été *incomplet* de découvrir les propriétés des cellules de levure, si l'on n'eût trouvé le moyen de les conserver *pures, inaltérables et à l'abri de tout germe étranger.*

C'est pour résoudre ce problème que j'ai imaginé mon *siphon injecteur hypodermique.*

Ce siphon a pour effet de renfermer sous pression les ferments thérapeutiques, de façon à éviter tout contact de l'air qui peut être plus ou moins pur : c'est de l'asepsie au premier chef. Un autre avantage résultant du siphon injecteur hypodermique de Backer, c'est l'abolition de la seringue de Pravaz, qui est si souvent la cause déterminante d'*injections infectieuses*, ainsi que l'ont démontré nombre de médecins. (La seringue de Pravaz ne *peut* et ne *doit* servir que pour

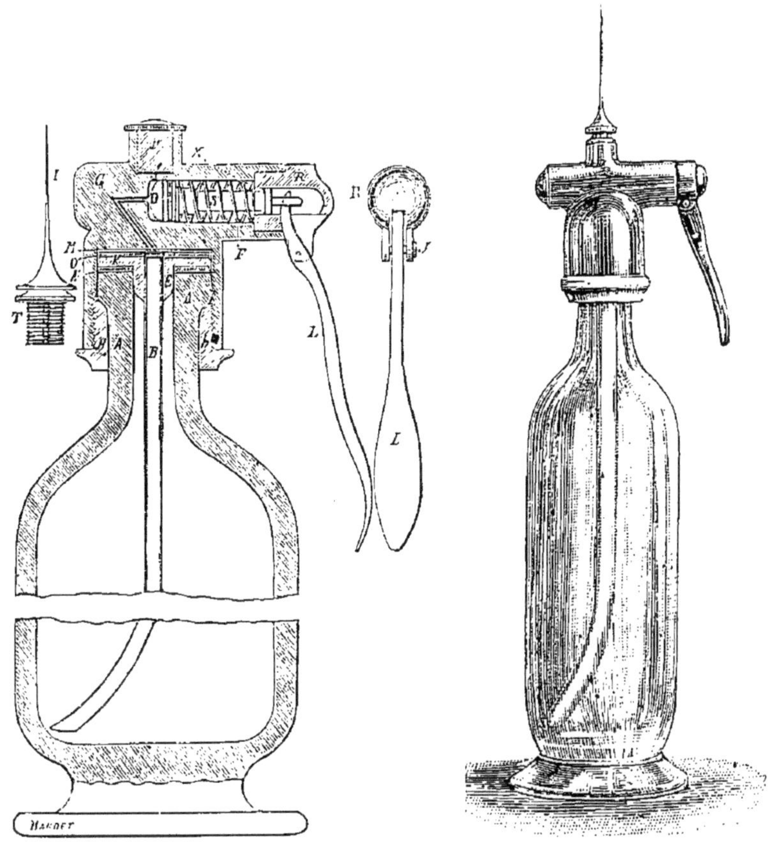

Fig. XI. — Coupe du Siphon et vue de l'aiguille Debove en platine iridié qui se visse à la place du bouchon.

Fig. XII. — Siphon prêt à fonctionner.

les injections antiseptiques de leur nature, tels que huile phéniquée, mercurielle, etc.)

Grâce à cet appareil, les ferments figurés restent sous pression jusqu'au moment où ils sont employés ; ils conservent ainsi toute leur activité.

Le siphon injecteur hypodermique de Backer permet le transport d'une préparation toujours identique à elle-même.

L'englobement des bacilles tuberculeux a été de ma part l'objet d'une étude plus spéciale. Les expériences faites à cet effet ont donné des démonstrations des plus nettes.

La clinique a répondu aux données du laboratoire et c'est avec la plus sérieuse attention qu'ont été prises les observations des malades soumis au traitement mycodermique.

Nous comptons bien publier, ultérieurement et séparément, ces observations cliniques.

Voici, résumées en quelques lignes, les phases parcourues par les malades inoculés :

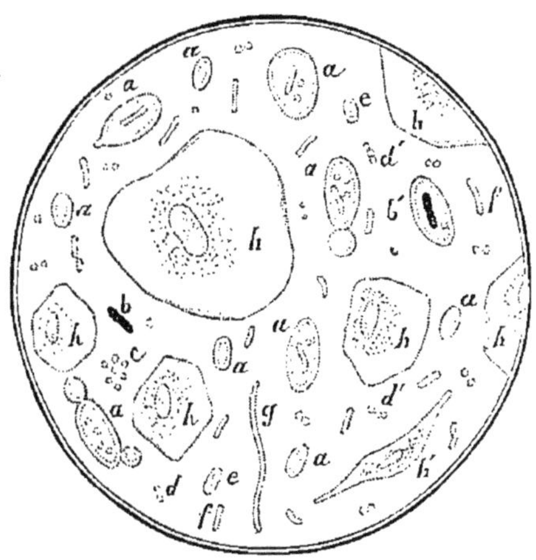

Fig. XIII. — CRACHAT TUBERCULEUX ET BACKÉRINE.

a. — Cellules de levure plus ou moins parasitées mais sans éléments microbiens colorés.

a'. — Bourgeons de Saccharomyces détachés des levures mères.

b. — Bacille de Koch libre et coloré.

b'. — Bacille de Koch englobé dans une cellule de levure et coloré. La cellule contient, en outre, dans son protoplasma, un microcoque incolore.

c. — Staphylocoque indéterminé.

d. — Diplocoques indéterminés.

d'. — Streptocoques indéterminés.

e. — Pneumocoques, probablement de Friedlander.

f. — Bactéries de natures diverses, décolorées, quelques-unes ont la forme et la dimension des bacilles de Koch, morts et non colorés.

g — Leptothrix.

h. — Cellules épithéliales pavimenteuses dont quelques-unes sont très grosses.

h'. — Cellules de l'épithelium vasculaire.

Après avoir déterminé l'endroit exact où il veut injecter la *Backérine*, le médecin prend entre le pouce

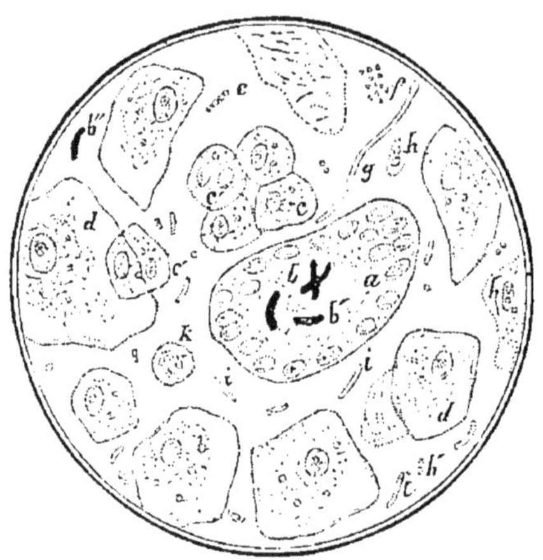

Fig. XIV. — CRACHAT TUBERCULEUX AVEC CELLULE GÉANTE.

a. — Cellule géante avec vingt noyaux ovalaires disposés en couronne.
b. b'. b''. — Bacilles de Koch.
c. — Cellules épithélioïdes.
c' — Cellules épithélioïdes dont le noyau s'est dédoublé.
d. — Cellules épithéliales pavimenteuses.
e. — Streptocope indéterminé.
f. — Staphylocoque.
g. — Leptothrix de la bouche.
h. — Pneumocoque indéterminé.
j. — Bacilles indéterminés.
k. — Globules de pus.

et l'index la peau légèrement tendue, enfonce l'aiguille et presse doucement sur le petit levier du *siphon injecteur hypodermique*.

On voit se développer une sorte de *soufflette* ou *ampoule* qui indique la quantité injectée. J'estime que le liquide *mycodermique* n'ayant aucun effet nocif peut être injecté, sans tenir compte de la dose : je ne dépasse néanmoins guère la grosseur d'une noisette, et je retire toujours l'aiguille très vivement.

L'injection *ne doit, sous aucun prétexte, être faite directement dans les veines :* l'effet par le tissu cellulaire sous-cutané est plus lent, c'est certain; mais il est surtout plus sûr et arrive absolument au même résultat de diffusion.

Les effets observés en clinique peuvent se résumer ainsi :

1° *Environ cinq heures après l'injection*, il y a une réaction qui se traduit par un frisson, qui peut aller jusqu'au claquement de dents;

Chez quelques malades, la température monte jusqu'à 40°; chez d'autres elle reste normale c'est-à-dire à 37°;

2° A l'endroit de l'injection, survient au bout d'un temps variable entre 24 et 36 heures, une *leucocytose* abondante qui peut donner l'aspect d'un abcès : la peau rougit légèrement et devient tendue. *Je n'ai constaté de suppuration en aucun cas :* Je fais masser légèrement l'endroit gonflé avec de l'huile tiède qui a préalablement bouilli. La grosseur disparaît généralement après le troisième ou quatrième massage en moins d'une heure.

3° *L'effet bienfaisant* de l'injection se montre dès le second jour, généralement après 30 à 35 heures : il y a amendement général des symptômes tels que toux, expectoration, faiblesse, sueurs, etc.;

4° Les injections, pour être utiles, semblent devoir être renouvelées au moins une fois par huitaine ;

5° Dans certains cas à préciser par le médecin traitant, elles se feront toutes les 48 heures — il faut au moins ce temps pour épuiser l'effet d'une injection ;

6° Quelle qu'ait été la dose injectée, je n'ai jamais observé d'autres conséquences qu'une certaine lourdeur de tête et une sorte de *griserie* qui a pu aller jusqu'au délire. Dans ce cas, il y avait une sensation de pléthore nettement accusée par le malade comme par l'homme sain ;

7° Pour activer l'action des ferments thérapeutiques, il est indispensable que les malades *ne se refroidissent point*, et même qu'ils se tiennent *au repos* dans une pièce dont la température ne varie guère entre 17° et 22°;

Nous avons constaté plusieurs fois que le refroidissement gêne considérablement le développement des mycodermes et peut occasionner des points congestifs viscéraux.

8° La nourriture du malade contribuera également à favoriser le bourgeonnement des mycodermes :

nous conseillons le régime contraire à celui du traitement du diabète : plus le malade fabriquera de sucre décomposable dans l'économie, plus il facilitera notre *traitement* mycodermique. Nous conseillons donc aux malades injectés, l'usage de la bière comme boisson, l'extrait de malt, le miel, les viandes grillées, la miche de pain, les pâtisseries de tout genre, les crêmes au chocolat, les friandises de toute sorte où le sucre entre en grande quantité, les aliments féculents, haricots, petits pois, carottes, salade de betteraves avec très peu ou point de vinaigre. On ne mangera aucun fruit crû, sauf le raisin qui est plutôt recommandé, ainsi que les figues, les dattes et autres fruits très sucrés ;

9° Il faut qu'avant toute chose, le malade et le médecin s'entendent pour *éviter toute substance antiseptique à l'intérieur* : donc suspension complète de créosote, d'acide phénique, d'eucalyptol, de gaïacol, d'iodoforme, etc., et de tout corps qui peut arrêter ou diminuer le pouvoir de fermentation des mycodermes.

10° Un phénomène constant, que nous avons observé, autant chez l'homme que chez les animaux, c'est l'*augmentation de poids ;* nous croyons même qu'à ce point de vue la méthode mycodermique pourrait rendre de grands services à la médecine vétérinaire.

Tels sont, en résumé, les faits observés pendant plus d'une année d'expérimentations et de recherches. Nous ne rappelons ici que pour mémoire ee que nous avons dit du « *Traitement du diabète par les mycodermes purs* », sans addition des éléments sucrés que les mycodermes trouvent suffisamment dans le sang.

Nos expériences à cet effet, sont loin d'être complètes, et nous serions téméraires en traçant, dès aujourd'hui, les règles des injections à faire et la méthode à suivre pour le diabète.

Nous reparlerons plus tard des *autres applications des ferments thérapeutiques*. Nous nous bornons aujourd'hui à mettre, en quelques lignes, à la portée de tous nos confrères, les raisons qui nous permettent d'espérer une grande efficacité de la nouvelle *Méthode mycodermique*.

— Depuis l'époque où nous avons publié nos premières observations, M. Georges JACQUEMIN, de Nancy, ancien élève de l'Institut Pasteur a bien voulu confirmer nos assertions et montrer combien nos expérimentations sur les *ferments thérapeutiques* ont servi à expliquer les résultats qu'il avait obtenus lui-même dans les maladies des vins. Nous tenons à le remercier.

Paris. — Imp. polyglotte HUGONIS, 6, rue Martel.

Revue générale de l'Antisepsie Médicale et Chirurgicale, journal mensuel pour la vulgarisation des Méthodes antiseptiques; Directeur, Dr DE BACKER; Secrétaires de la Rédaction, MM. J. BRUHAT et E. VIDAL; Rédaction et Administration, 53, Chaussée d'Antin, Paris.

Nécessité de l'Accouchement antiseptique dans les centres populeux, par le Dr DE BACKER. — MASSON, éditeur, Boulevard Saint-Germain, 120, Paris. 1887.

Hallucinations, Terreurs nocturnes, par le Dr DE BACKER. — MASSON, éditeur. 1881.

Des accidents consécutifs à l'Accouchement naturel. — MASSON, éditeur. 1884.

Le Choléra en 1890. — MASSON, éditeur.

En préparation :

De la Tuberculose, en deux parties :

I. — *Partie Technique*, par M. le Dr DE BACKER et M. J. BRUHAT;

II. — *Partie Clinique*, par MM. DE BACKER et VIDAL.

www.ingramcontent.com/pod-product-compliance
Ingram Content Group UK Ltd.
Pitfield, Milton Keynes, MK11 3LW, UK
UKHW022204190726
13855UKWH00004B/1611